HISTOIRE NATURELLE

DE

LA SYPHILIS

PAR

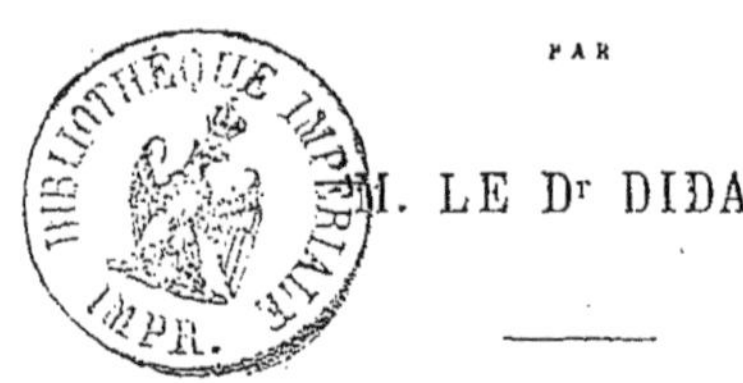

M. LE Dr DIDAY.

DEUXIÈME LETTRE SUR LA SYPHILIS

PAR

LE Dr LADUREAU

Médecin-major de 1re classe à l'hôpital militaire de Lille.

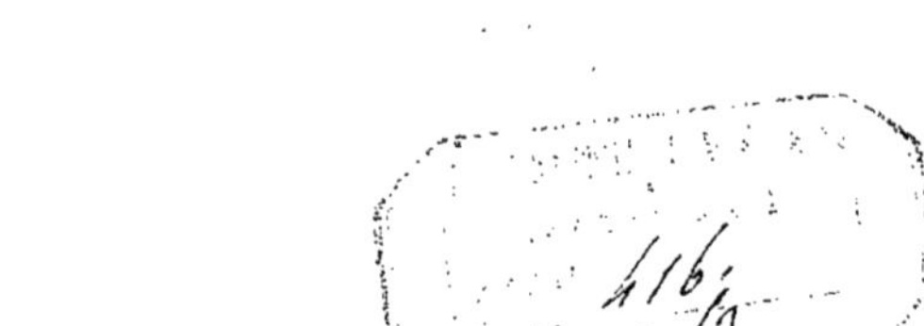

STRASBOURG,

IMPRIMERIE DE G. SILBERMANN, PLACE SAINT-THOMAS, 3.

1863.

HISTOIRE NATURELLE
DE LA SYPHILIS.

(*Deuxième lettre.*)

Lille, le 30 juin 1863.

Monsieur et très-honoré confrère.

Pardonnez-moi de venir un peu tardivement vous remercier de l'envoi que vous avez bien voulu me faire du numéro du 22 avril dernier de la *Gazette médicale de Strasbourg*, où j'ai été heureux de voir, par votre excellent article sur les leçons de M. DIDAY, que nous marchions dans les mêmes voies scientifiques et pratiques.

Notre éminent confrère de Lyon a recusé toute interprétation de ses doctrines qui ne serait pas basée sur la rédaction personnelle de ses leçons. Désireux de vous dire mes impressions sur ce nouveau livre, trop modestement présenté comme un simple opuscule, j'ai dû le méditer à loisir avant de me hasarder à en apprécier le fond.

Il est fâcheux en vérité que les auditeurs aient si imparfaitement recueilli les leçons du maître, que celui-ci se soit vu dans l'obligation de les reproduire pour l'édification des adeptes, aussi bien que des néophytes. Ce n'est pas nous qui pourrions nous en plaindre, puisqu'il nous est ainsi permis d'entendre la voix si autorisée de l'éloquent syphiligraphe; et chacun y trouvera son compte dans les développements que l'écrivain a donnés à sa parole.

Cependant, mon cher confrère, ne vous semble-t-il pas que le compte-rendu des journaux résume assez bien les reproductions amplifiées des trois leçons que le professeur adresse à ses auditeurs? Pour moi, j'avoue qu'après y avoir bien réfléchi, je ne trouve rien à réformer dans les réflexions publiées dans la *Gazette des hôpitaux* du 19 mai dernier; et je doute que votre attente ait enfin été justifiée par une réponse satisfaisante aux importantes questions dont vous avez tracé si judicieusement le programme.

Loin d'être réduit à résipiscence, n'est-il pas curieux

de voir affirmer la dualité du chancre et du virus par les données historiques de la syphilis «quand on me dit que, de ces deux maladies, l'une n'a commencé qu'il y a tantôt quatre siècles, tandis que l'autre était connue dès la plus haute antiquité, j'admets comme un fait prévu ce témoignage authentique (et non encore réfuté) de l'histoire impartiale[1] », alors que vient de paraître dans la médecine des Chinois publiée par le capitaine Dabry sur documents non moins authentiques, la preuve que ce peuple connaissait aussi bien que nous, dès les temps les plus reculés, la syphilis vraie avec ses manifestations primitives et consécutives. Il n'est pas jusqu'au mercure que l'on voudrait détrôner de sa spécificité qui ne fût alors apprécié et employé comme l'antidote du poison vénérien. « Depuis un temps immémorial, ils (les Chinois) font entrer dans leur médecine..... le mercure pour expulser du sang le virus syphilitique et dont ils se servaient bien des siècles avant la découverte de l'Amérique[2]. »

Il est démontré, dit M. VERNEUIL (p. 627), par la seule définition de la blennorrhagie prise textuellement dans le *Nuei-King*, par la mention exacte des ulcérations de la langue qui suivent le chancre imparfaitement guéri, enfin par l'usage si ancien du mercure etc., que la vérole était nettement connue en Chine, alors que l'Europe était encore plongée dans les plus profondes ténèbres.

Ainsi tombe l'origine récente de la syphilis interprétée en faveur de la dualité.

C'est de cette façon que M. DIDAY, convaincu par le parallèle exagéré et choisi des deux formes les plus saillantes du chancre, supprime « en observateur libre de toute préoccupation doctrinale », les formes intermédiaires qui les relient entre elles pour exclure de la syphilis le chancre mou de RICORD, qu'il appelle *chancrelle*, bien qu'il admette des formes différentes et intermédiaires dans le chancre induré ou infectant.

Quoi qu'il en soit, pas de transaction entre les unitéistes et les dualistes. «Pour eux la bénignité ou la malignité du

---

[1] *Histoire naturelle de la syphilis.* DIDAY, 1863, p. 10.

[2] *Archives générales de médecine*, mai 1863, p. 626.

produit dépend de la nature du terrain où la graine est tombée » (p. 11) et, disons-nous, de toutes les causes capables de modifier le degré ou la force de l'infection, comme M. Diday le prétend pour les syphilis faibles ou fortes. « Pour nous, au contraire, la différence est primordiale ; elle tient uniquement à la différence de nature de la graine. » (Ce qui n'empêche pas l'auteur de tenir aussi grand compte du terrain à son point de vue). Si, par hasard, un chancre mou vient à s'indurer (ce qui se voit souvent et même par M. Diday à la p. 249 « un jeune homme de trente ans a eu, le 8 février 1855 un chancre au reflet. Je l'avais de bonne heure cautérisé; mais il persista et s'*indura* etc. ») : si ce chancre est suivi d'accidents secondaires, c'est donc qu'il était doublé d'un chancre induré? La raison le dit aux dualistes, et c'est là sans doute pour eux une preuve suffisamment convaincante, car il faut beaucoup de bonne volonté pour se contenter des inoculations superposées, dont les résultats sont contradictoires, quand on ne peut prendre la nature sur le fait. Il faudrait bien savoir après cela si l'inspection des caractères idiosyncrasiques, à l'exclusion des signes objectifs de la syphilis, peut suffire pour faire connaître une syphilis faible d'une syphilis forte ; car s'il en était ainsi, les dualistes l'emporteraient nécessairement sur les unitéistes dans le tournoi dont la lice vient d'être ouverte *à la bonne foi des adversaires*.

Tel qu'il est posé, le défi, qui ne peut être tenu, semble donner gain de cause aux dualistes ; et M. Diday cesse alors de s'occuper de cette petite chancrelle, qui n'est même pas de la syphilis faible et qui reste le plus souvent localisée, bien qu'elle soit le produit d'un virus dont il paraît inutile de faire connaître les propriétés. Cependant la chancrelle ou le chancre mou, car il faut toujours mettre la traduction pour que les néophytes ne puissent s'égarer dans le dédale du néologisme, la chancrelle, disons-nous, qui est souvent multiple avec suppuration abondante et prolongée se produisant jusque dans les ganglions, très-ulcéreuse, à fond grisâtre et chagriné, à bords relevés ou taillés à pic etc., cette chancrelle a des caractères objectifs infiniment plus sérieux que ceux du chancre proprement dit, lisez chancre induré.

Néanmoins quelques «*ardents dualistes*», s'arrêtant en beau chemin, ne veulent admettre qu'une syphilis et pour eux «il n'y a pas de maladie dont l'individualité soit aussi tranchée» (p. 17), tandis que M. Diday dualise la syphilis et le chancre induré qui en est le point de départ, après avoir dualisé le chancre et le virus syphilitique «et les mêmes hommes qui se vantaient d'avoir promulgué la *pluralité des maladies vénériennes*, s'étonnent, se formalisent, en sont presque à s'indigner, quand on vient leur parler de *l'inégalité des véroles*» (p. 18) oubliant que cette maladie a mérité le nom de *protéiforme*, non pas depuis quatre siècles, mais depuis la plus haute antiquité.

J'avoue que, pour mon compte, j'admets parfaitement cette inégalité de fait, quoique unitéiste en principe; aussi bien qu'il m'est facile de reconnaître que la variole a des intensités et des formes diverses, bien que procédant d'un seul et même virus.

D'autre part vous seriez-vous douté, mon cher confrère, que l'on eût attendu jusqu'à ce jour pour étudier la syphilis en dehors de toute influence hydrargyrique? Je me souviens, quant à moi, d'avoir débuté dans la carrière par les salles de M. Desruelles et ce ne sont pas certainement les succès de l'expectation qui ont arraché les médecins hydrargyrophobes aux douceurs du laisser-aller.

Quant aux articles de foi soit disant classiques :

«A. La syphilis commence par une lésion primitive toujours identique.

«B. A part les variations résultant des influences thérapeutiques, l'évolution de la syphilis, généralement, est la même dans tous les cas (p. 18);» s'ils ont jamais été édités, je n'hésite pas à leur préférer les formules de M. Diday qui sont parfaitement applicables à l'unité d'origine de la lésion primitive sans excepter la chancrelle.

«A. La syphilis commence, il est vrai, par une lésion primitive (lésion apparaissant au point par où le virus a pénétré); mais cette lésion offre, selon les cas, une grande diversité dans sa marche et dans ses caractères objectifs.

«B. L'évolution et surtout l'intensité, ainsi que la durée de la syphilis sont extrêmement variables» (p. 19).

Ce qui veut dire pour nous que le chancre mou ou chancrelle et les différentes formes de l'induration ne sont que des variétés d'une maladie qui dépend d'un même virus et qui peut offrir, selon les cas, *une grande diversité dans sa marche et sa terminaison aussi bien que dans ses caractères objectifs.*

Nous ne pouvons adhérer également aux autres propositions du savant professeur et nous nous bornons à faire des vœux pour que ses convictions «inébranlable résultat d'une pratique de vingt ans» ne subissent plus le sort qui a été réservé aux différents systèmes préconisés dans ses écrits antérieurs; car, il faut bien le reconnaître, les lettres sur la syphilis de 1856 et les leçons de 1863 portent l'empreinte d'un dualisme des plus accentué.

Quoi qu'il en soit et abstraction faite de la chancrelle et de ses composés, toute la théorie actuelle roule sur les véroles fortes et les véroles faibles. Celles-ci, plus nombreuses, peuvent guérir sans le secours des spécifiques. Or il a été avancé, par les statistiques des dualistes eux-mêmes, que les chancres mous sont au moins trois fois aussi fréquents que les chancres indurés et ce n'est pas une petite consolation pour l'humanité que d'apprendre que le plus petit nombre de ceux-ci offre seul quelque gravité.

Mais quel est donc alors le chancre à syphilis faible et celui dont la forte est tributaire? C'est, paraît-il, l'érosion chancriforme, modification toute nominale apportée à l'érosion chancreuse de M. Bassereau, peu distincte du chancroïde et qui pourrait bien n'être que le chancre induroïde des premières lettres sur la syphilis. En attendant, pour nous édifier sur les véroles faibles, nous voyons une malade qui avait, «à 2 centimètres en dehors du pli génito-crural, une faible élevure, un peu plus brune que la peau voisine» (p. 22) «il n'y avait pas l'ombre d'érosion, ni d'ulcération ni de croûtes sur cette plaque» (p. 23) qui fut cependant suivie d'accidents secondaires pour lesquels il ne fut pas nécessaire de recourir à un traitement spécifique.

Voilà donc une lésion primitive, donnant lieu à des accidents consécutifs qui ne fut ni un chancre ni une érosion chancreuse, car nous verrons bientôt que celle-ci est un chancre à écaille ou ulcération superficielle recouverte de croûtes, correspondant assez, paraît-il, au chancre parcheminé de RICORD, à cela près que ce dernier est assez rare et que l'autre se rencontrerait à peu près deux fois sur trois.

Cela, du reste, n'empêche pas le chancre induré, lésion primitive plus forte que l'érosion, de servir de point de départ à la vérole faible, comme on le voit p. 253. « Un Monsieur de vingt-six ans qui, par suite d'une disposition héréditaire, devient chauve depuis trois ou quatre ans, a eu *trois chancres indurés* vers le 1er décembre 1855. Il y eut les accidents consécutifs de la vérole faible et une guérison sans traitement spécifique. » *Trois chancres indurés....!* Quelle objection à la loi de synergie entre les lésions primitives et les accidents consécutifs! A quoi donc alors se fiera-t-on pour reconnaître *a priori* la vérole forte ou faible et la nécessité d'un traitement spécifique?

C'est dans l'examen des causes de la variété des formes du chancre que, pour y arriver, nous retrouvons la graine, la constitution, le terrain. La première affaiblie par l'usage, ne produira bientôt plus que des métis; grâce à une germination hybride que l'on crée à volonté avec la lancette, mais que l'on ne peut démontrer en fait et qui, chancre mixte pour M. ROLLET, devient le chancre chancrellé pour M. DIDAY. Pourquoi donc aussi la chancrelle, qui est une maladie non syphilitique, s'avise-t-elle de cohabiter avec le chancre? Dans tous les cas je le redis ici, si la vérole classique des CATANÉE, des FRASCATOR, des VIGO, des PARÉ, devient si rare à trouver dans nos pays, où la plupart des praticiens ont le tort d'en altérer la constitution par l'emploi du mercure, on peut la retrouver dans toute sa primitive laideur en Afrique, où les transmissions successives et l'abstension du puissant métal ne lui ont rien ôté de son venin corrosif.

Mais voici que « la contagiosité est proportionnelle à l'intensité de la maladie » (p. 38), laquelle décroît en raison du dégré primitif, secondaire ou tertiaire de l'accident contaminant. D'où il suit que « les lésions secondaires sont moins contagieuses que les lésions primitives; donc elles doivent transmettre une syphilis moins forte » (p. 41). D'où il résulte aussi que les syphilis faibles (plus communes) ont pour point de départ un chancre tributaire de la vérole acquise, c'est-à-dire une érosion chancriforme. Or, si celle-ci est plus fréquente que le chancre induré proprement dit (qui ne paraît devoir provenir que d'un chancre induré primitif), comme il ressort de la statistique de M. Bassereau (p. 81) où, sur 311 cas de syphilis, il a constaté 137 chancres et 174 fois l'érosion chancreuse, je ne comprends plus les hommages rendus au génie de Ricord, qui a bien pu ne pas admettre la contagiosité des accidents secondaires pendant la période la plus active de sa brillante carrière, en raison de la rareté des faits qui sont venus en démontrer la possibilité; mais qui ne serait pas excusable de l'avoir si longtemps méconnue ; alors qu'elle serait d'une aussi grande vulgarité qu'on le prétend.

Au fond, si l'éminent syphiligraphe de Lyon encense le maître dont il a dilapidé les leçons, ne serait-ce pas qu'il réclame son indulgence pour les étrangetés de ses nouvelles théories? On le dit, et si, à Paris, l'école subversive de Lyon prend faveur, on peut à bon droit reprocher aux adeptes une condescendance qui peut passer pour une véritable désertion.

Quoi qu'il en soit, voici la maxime de Ricord sur ce point en litige et je ne vois pas qu'elle ait cessé d'être vraie: «l'intensité des manifestations constitutionnelles n'est nullement dans un rapport obligé avec le nombre de chancres» (p. 181) c'est-à-dire avec la lésion primitive. Pour lui la règle générale est que: «lorsque l'induration s'est produite, l'infection est complète, si un traitement spécifique n'est prescrit etc.» (p. 192). Il est bien permis, je pense, de s'en rapporter à sa vaste expérience, surtout quand on a pu se convaincre de l'exactitude des faits par trente années de pratique.

Après tout ne soyons pas des *sceptiques bardés d'absolutisme*, et reconnaissons que si la plaque muqueuse n'est pas toujours identique à elle-même et ne peut produire constamment un effet identique, il en est de même du chancre primitif, qui ne saurait faire exception, quel qu'il soit.

Du reste, M. Diday sent lui-même combien son argumentation est fautive et il s'efforce en vain d'en expliquer les contradictions quand il dit : (p. 31) à propos de l'influence des conditions individuelles; « mais de ce qu'elles ne sauraient suffire à créer avec un même germe deux maladies différentes, de ce qu'elles sont inaptes à faire d'une chancrelle une syphilis, il ne s'ensuit pas qu'elles ne puissent imprimer à la même maladie des modifications quant à sa marche, sa gravité, sa durée. »

Or ici le professeur oublie que son argumentation en faveur de l'individualité de la chancrelle repose justement sur la négation des influences idiosyncratiques. On serait donc en droit de lui dire qu'il n'a prouvé nulle part que les influences de terrain eussent plus d'action sur l'érosion chancriforme, le chancroïde et le chancre que sur la chancrelle; qu'il suffirait également de nier cette action sur l'un ou sur l'autre pour les trouver au même titre des maladies différentes. C'est ainsi que tout ce qui est dit ou écrit en faveur de la dualité, en est la plus flagrante condamnation, pour peu qu'on écarte les rayons vertigineux d'une phraséologie fulgurante.

En fait « l'influence de la constitution ne saurait être niée » (p. 55) aussi bien pour la chancrelle que pour l'érosion chancriforme, disons-nous; et, quant à l'âge, nous ne pouvons pas plus admettre l'inutilité du mercure avant plutôt qu'après quarante ans; le reconnaissant indispensable quand l'induration chancreuse ou ganglionnaire vient annoncer l'infection générale.

Après cela quelque savante et instructive que soit la description détaillée des « huit phases, huit traits distincts, quoique successifs, qui marquent le cours de toute syphilis » (p. 62), cela intéresse à un moins haut degré le praticien que n'a pas égaré un esprit aventureux.

« La diversité d'aspect qui existe entre plusieurs lésions primitives est un fait d'observation vulgaire, » dit encore l'éminent syphiligraphe (p. 73); et cependant il n'admet pas que l'aspect différent et les divers aspects de la chancrelle puissent rentrer dans la loi commune, tandis que RICORD, notre maître à tous, qu'il cite à l'appui de son dire (p. 74), ne fait aucune exclusion en écrivant que : « le chancre présente souvent des variétés telles dans son aspect matériel qu'il semble alors *constituer des maladies différentes* » (p. 134). Il semble constituer ne veut pas dire il constitue, si ce n'est apparemment pour M. DIDAY, qui ne peut croire à une interprétation contraire aux idées qu'il veut faire prévaloir et qui néanmoins écrit (p. 75) : « entre les extrêmes on voit des intermédiaires qui rappellent au théoricien le plus tenté de l'oublier, que ces produits, en apparence si dissemblables, *procèdent tous de la même origine.* »

Allons, décidément notre distingué confrère est plus unitéiste qu'il ne veut le paraître et il devient inutile de poursuivre une controverse qui n'a plus sa raison d'être ; car l'érosion chancriforme n'est évidemment qu'une des formes intermédiaires entre la chancrelle et le chancre induré. Ce n'est que par une vue de l'esprit de parti qu'on essaie en vain de l'attribuer à l'infection provenant d'accidents secondaires. Cela peut être quelquefois ; mais, en fait, on ne l'a pas prouvé *de visu* et la contagion des accidents secondaires est aussi rare que l'érosion chancriforme avec ou sans écaille, ou plutôt la forme intermédiaire est commune (sans compter le chancroïde dont il a si peu parlé).

Il n'est besoin ni d'inoculation substitutive ni de germination hybride pour expliquer les déviations du chancre mou ; et «la consistance parcheminée de sa base et la pléiade ganglionnaire inguinale concomitante (p. 79) » survenant dans le cours de son évolution, aussi bien que l'induration proprement dite, suffisent le plus souvent pour diagnostiquer une infection syphilitique généralisée. « Un jeune homme de vingt-et-un ans assez faible de constitution (circonstance aggravante) s'est aperçu le 19 janvier 1856 d'un petit bouton sur le filet. Le 27 je vois une érosion que je crois être une chancrelle, je la cautérise avec la pâte de CANQUOIN. Le 9 février, cette cautérisation abortive a échoué, je constate de l'induration avec son adénopathie caractéristique » (p. 255). Il y eut des accidents consécutifs. Voilà donc encore un chancre mou qui n'en avait pas les signes objectifs types, mais qui, pris pour une chancrelle, s'est induré consécutivement. Y avait-il eu double infection ? Était-ce un chancre chancrellé ? L'érosion chancriforme n'est donc pas toujours croûtée, et si on peut la prendre pour une chancrelle, à quoi reconnaîtra-t-on d'abord ces deux formes si différentes qu'elles appartiennent à deux maladies distinctes?

A propos des accidents généraux et en particulier de l'alopécie, M. DIDAY écrit (p. 108): «Le mercure laisse guérir cet état, mais il ne le guérit pas. L'iode, les ferrugineux exercent sans doute sur lui une influence très-favorable; et il ne faut, en aucun cas, manquer de les administrer de bonne heure, longtemps et à dose suffisante.»

Ceci nous donne la clef de la thérapeutique du professeur de Lyon en matière de syphilis, et sa troisième leçon ne fait que développer et amplifier les prémices de cet entre-filet.

J'ai déjà donné trop d'extension à cette lettre pour insister de nouveau sur les prétendus dangers du mercure et sur les dangers plus réels de l'abstention ou même de la temporisation. J'ai dit ailleurs ce qu'il faut penser de pareilles utopies et M. le docteur VENOT en a trop bien fait justice dans le n° 4 du *Journal de médecine de Bordeaux*, pour que je veuille m'essayer après lui. Mais, si la thérapeutique n'a fait aucun progrès jusqu'à nos jours, s'il faut remonter de quelques siècles pour s'en tenir aux errements des MASSA, des MONTANUS, des BENEDICTUS, des VIGO, et si l'ancienneté constitue un titre valable de supériorité, les Chinois d'avant notre ère justifieraient par leur pratique la préférence de la plupart des médecins modernes.

S'il fallait supprimer l'emploi des médicaments qui ont deux noms, dont l'un, moins connu, ménage d'innocentes susceptibilités, on serait bientôt désarmé dans les cas les plus graves, et l'extrait thébaïque devrait condamner l'opium au même titre que l'hydrargyre ferait proscrire le mercure. Il faudrait aussi renoncer à faciliter la tolérance des agents les plus actifs et les plus précieux parce que, par exemple, le quinquina ne serait souvent supporté qu'avec addition d'opium.

«La syphilis guérit quelquefois spontanément sans le secours des spécifiques» (p. 152) parce qu'elle est un empoisonnement et non une diathèse; mais elle crée cependant la diathèse. Il est au moins fort rassurant que M. DIDAY soit ainsi revenu sur le compte de cette maladie qui lui paraissait peu susceptible d'une guérison radicale en 1856;

mais est-il bien exact de citer RICORD comme un adversaire déclaré du mercure, parce qu'il le croit susceptible d'imprimer au chancre la déviation phagédénique qui ne se rencontre pas une fois sur 100 chancreux?

Pour ce qui est des propriétés du mercure, sans aller bien loin, sans remonter au seizième siècle, ni au Chinois, on trouve dans l'*Union médicale* du 26 mai dernier l'opinion du plus éminent thérapeutiste de notre époque qui vaut bien celle *des pères de la vérole.* Dans ses leçons sur la chlorose M. TROUSSEAU dit en effet à ses auditeurs : « chez une femme de trente-deux ans, profondément anhémique avec bruit de souffle dans les vaisseaux, diarrhée chronique, leucorrhée excessive qui résistaient aux médications habituellement les plus efficaces, il était survenu une névralgie *temporo-faciale* à retours nocturnes, puis une exostose très-douloureuse à la crête du tibia. Éclairé par ces manifestations et, malgré les dénégations de la malade, je donnai la liqueur de VAN-SWIETEN, et vous avez pu voir avec quelle rapidité s'est rétablie la santé si gravement compromise de cette femme. Vous avez vu son teint refleurir en quelque sorte, sous l'influence du mercure, médicament qui altère si profondément la crase du sang lorsqu'il est donné à des personnes bien portantes.

« Dans le même temps une jeune femme pâle et avec tous les attributs de la chlorose, ne portait aucun signe de l'affection vénérienne; mais allaitait son enfant qui avait des accidents syphilitiques et était plus pâle encore que sa mère. Celle-ci avait été traitée inutilement par les ferrugineux. Les mercuriaux et plus tard l'iodure de potassium ramenèrent les apparences de la plus florissante santé.

« Malgré l'abaissement des globules dans le sang syphilitique, le mercure est plus favorable à sa reconstitution que les ferrugineux. Nous pouvons donc, nous devons considérer le fer comme le spécifique de la chlorose, ainsi que le mercure et le quinquina sont les spécifiques de la vérole et de la fièvre palustre. » Du reste, notre éminent confrère lyonnais ne reste pas désarmé devant la maladie et, s'il répudie le spécifique par excellence, il en a d'autres, non moins puissants entre ses mains. Ce sont les iodures et les ferrugineux, qu'il administre largement dans les premières périodes, réservant le mercure pour la dernière, à l'encontre de tous les syphiligraphes, qui donnent l'iodure de potassium après le mercure, et contrairement aux leçons de l'expérience. M. Diday oppose aux médecins qui guérissent la syphilis par le mercure les résultats contraires de sa pratique. A cela il n'y a rien à dire, puisque l'on ne peut pas plus récuser les faits qu'il a bien observés que ceux opposés qui reçoivent tous les jours la sanction des praticiens les plus distingués.

Il est vraiment curieux de rapprocher l'emploi des ferrugineux dans la syphilis avec ce qu'en pense l'illustre professeur de Paris que nous venons de citer. Quant aux iodures, s'il fallait aussi en croire quelques pessimistes, ils feraient fondre tant de choses précieuses que la guérison deviendrait par trop radicale. Ce qui prouve que le mieux est ici de n'adopter aucune opinion extrême et de faire un emploi judicieux et opportun des ressources puissantes que la nature a mises entre nos mains, en dehors de toute exagération doctrinale.

Recevez, Monsieur et très-honoré confrère, l'assurance de mes sentiments d'estime et de parfaite considération.

Le médecin-major de 1re classe en chef de l'hôpital militaire de Lille,

LADUREAU.

www.ingramcontent.com/pod-product-compliance
Ingram Content Group UK Ltd.
Pitfield, Milton Keynes, MK11 3LW, UK
UKHW020231200726
13856UKWH00004B/1706

9 782013 588645